MANIFESTE

DES PRINCIPES

DE LA

SOCIÉTÉ PHRÉNOLOGIQUE

DE PARIS,

Adopté dans sa Séance du 9 décembre 1834

Par **J.-B. MÉGE,**

Docteur en médecine, Membre de la Société phrénologique et du comité de rédaction de son journal, de l'Académie royale de médecine, de la Société des sciences physiques et chimiques, de l'Institut historique (4ᵉ. classe), etc.

Γνῶθι σεαυτον.

Connais-toi toi-même.

Paris.

IMPRIMERIE DE PIHAN DELAFOREST (MORINVAL),
RUE DES BONS-ENFANS, Nº. 34.

1835.

SOCIÉTÉ PHRÉNOLOGIQUE

DE PARIS.

« M. Mège a la parole pour lire un manuscrit intitulé : Manifeste phrénologique ; cette lecture terminée, il propose son
travail comme déclaration de principes.

» Après une vive discussion, la Société adopte, à une forte
majorité , ce travail comme le manifeste de ses principes phrénologiques et le renvoie au comité de rédaction du journal avec
annotation de son vote motivé. »

Extrait du procès-verbal de la séance du 9 novembre 1834.

Pour copie conforme :

Le Secrétaire-rapporteur des procès-verbaux ,

C. DE VALLETTI.

Le Vice-Président ,
FOSSATI.

MANIFESTE

DE

LA SOCIÉTÉ PHRÉNOLOGIQUE

DE PARIS.

———

Les encouragemens que la Société phrénologique de Paris a reçus depuis qu'elle publie ses travaux, et la nouvelle extension qu'elle vient de donner à son journal, lui prescrivent une déclaration de principes qui fasse bien connaître la nature des matières dont elle s'occupe, sa méthode et son but; afin d'appeler à elle les divers genres de recherches, d'observations et de faits qui se rattachent au domaine de la phrénologie, et de mettre un terme à ces fausses attaques, auxquelles est toujours exposée une science dont les principes généraux n'ont pas été suffisamment déterminés, ou ne sont pas encore assez connus, sous le rapport des modifications qu'ils ont pu subir.

Nous allons essayer de les poser ici et d'en indiquer l'usage et les conséquences, suivant les doctrines indépendantes que professent aujourd'hui les membres de cette Société, sans égard pour telle ou telle autorité. La critique pourra s'exercer ensuite avec toute la

1..

plénitude de sa puissance ; elle saura sur quoi doivent porter ses objections, sa logique, ses argumens, et ne sera plus obligée, pour remplir son office, de prêter aux phrénologistes mille erreurs, mille absurdités qui leur sont complètement étrangères, et qui ne peuvent qu'embrouiller les questions au lieu de les résoudre scientifiquement par l'affirmative ou la négative. C'est en effet le seul résultat qu'ait amené jusqu'à ce jour toute cette polémique passionnée ou systématique, produite par les antagonistes d'une doctrine qui s'annonçait comme devant exercer une heureuse influence sur les sciences physiques, morales et politiques, comme le précurseur d'une rénovation radicale en philosophie. Des hommes de mérite à la vérité, des savans du premier ordre, l'ont combattue, mais sans l'avoir sérieusement étudiée ; d'autres moins habiles, tourmentés de la manie d'attacher leur nom à quelque mauvais système, ont substitué de vieilles hypothèses à des faits positifs et se sont imaginé, par exemple, avoir découvert quelque chose *en contestant l'analogie qui existe entre les fonctions assimilatrices et les fonctions cérébrales, en écrivant qu'il n'y a pas mouvement dans la masse encéphalique, que la pensée n'est qu'un état, que le cerveau entier, dans toutes ses parties, est doué d'une force morale et d'une force intellectuelle qui produisent indistinctement toutes les facultés* (1).

On verra bientôt ce que valent ces assertions qui n'ont pas même le mérite de composer un roman nouveau, ajouté aux mille romans que nous avons déjà sur la nature des facultés intellectuelles. Quant à l'ignorance, quant au fanatisme, ennemis déclarés de tout progrès, la phrénologie a surtout excité leur haine et leurs efforts rétrogrades : le temps seul en fera justice.

---

(1) *De la spécialité organique considérée dans les fonctions intellectuelles du corps humain*, par F. Lélut. (*Voy. Gazette Médicale*, n. 46 et 47, 1834.)

Qu'on nous pardonne donc si nous avons quelquefois dédaigné de semblables adversaires et si nous attendons, pour répondre à leurs nouvelles critiques, qu'ils nous attaquent sur notre véritable terrain avec des faits et non des paroles.

Gall a fait pour l'étude des fonctions du cerveau ce qu'Hippocrate avait fait pour la médecine. Des observations et des faits épars existaient dans les ouvrages des savans de tous les temps, dans ceux des philosophes grecs, romains et français, depuis Démocrite et Galien, jusqu'à Descartes et Cabanis, dans les livres même de plusieurs Pères de l'Eglise; Gall y joignit sa propre expérience; il observa d'abord des différences de caractères sur ses camarades d'enfance; il continua ses observations dans les colléges, dans les hôpitaux, les prisons, les bagnes et dans ses relations sociales : les mœurs des animaux devinrent aussi l'objet de ses méditations; il découvrit et constata des faits nombreux, des coïncidences, des rapports nouveaux, et doué, comme il l'était, d'un génie vaste et profond, il a tout réuni, tout coordonné, tout érigé en un corps de doctrine ignoré avant lui. Mais nous ne parlerons ni de ses immortels ouvrages, ni de ceux de Spurzheim et des autres savans qui ont écrit sur la physiologie du cerveau; nous ne dirons rien non plus des importans travaux des sociétés phrénologiques établies en Angleterre, en Allemagne, en Amérique, aux Grandes-Indes. Un parallèle entre toutes ces œuvres et nos doctrines aurait sans doute son utilité, mais notre but n'est que de présenter le tableau concis de nos principes, soit que nous les ayons puisés dans nos devanciers, soit qu'ils résultent de nos études et de nos méditations particulières. Les membres de la Société phrénologique de Paris, tout en rendant honneur et justice à qui de droit, tout en regardant Gall comme le fondateur de la phrénologie, ne reconnaissent d'autres guides que l'observation et l'expérience, d'autres autorités que les faits rigoureusement constatés : ils adoptent ou rejettent avec toute l'indépendance que leur inspire un véritable amour de la science et de l'humanité. Quoi qu'on en ait dit, ils ne suivent point une ornière tracée ; ils ne s'imposent pas servilement un système ; leur juste admiration pour Gall ne leur fera jamais prendre une hypothèse pour une réalité ; ils croiraient d'ailleurs offenser la mémoire de ce grand homme, et ils ont écrit sur leur bannière, d'un côté *vérité*, de l'autre, *progrès*.

Cette déclaration faite, exposons rapidement ce que nous entendons par phrénologie ; nous dirons ensuite quelles doivent être sa méthode, ses applications, ses conséquences ; et nous terminerons par un appel fait aux hommes éclairés qui, par leur savoir et leur position, peuvent contribuer à perfectionner la science que nous cultivons.

§. I. *Phrénologie.*

L'Anatomie humaine et comparée du système nerveux en général, celle du cerveau et des sens en particulier, et l'étude de leurs fonctions et de leurs altérations sont les bases de la phrénologie, la condition matérielle des lois d'organisation et de manifestations qui constituent notre individualité, nos instincts, nos affections, nos aptitudes et les facultés intellectuelles et morales qui nous mettent en rapport, soit avec nous-mêmes, soit avec le monde extérieur.

Les études phrénologiques, de même que celles des autres branches de l'histoire naturelle, conduisent irrésistiblement à l'admission de ce binôme, principe de toute chose, savoir : un corps étant donné, ses propriétés, ses attributs, ses fonctions, sont, de toute nécessité, la conséquence de ses rapports et de sa forme organique, moléculaire ou d'ensemble. Ainsi les parties ou les organes divers qui composent un tout, soit un instrument, un être, un animal, ont chacun

des fonctions diverses : les cordes d'un violon, par
exemple, vibrent suivant leur grosseur, suivant leur
tension ; un arbre, un caillou, ne sont pas homogènes à eux-mêmes ; s'il y avait homogénéité totale, il y
aurait similitude d'attributs entre la partie et le tout.
Mais les feuilles ont des fonctions différentes de celles
affectées aux racines, parce qu'elles ne sont pas orga-
nisées de même et qu'elles ne sont pas dans les mêmes
conditions physiques. Chaque feuille possède aussi des
organes particuliers chargés d'actes spéciaux concou-
rant à l'exécution des fonctions de la feuille. De même
toutes les parties d'un caillou ne sont pas toujours
également propres à produire des étincelles, parce
qu'elles ne sont pas toutes homogènes ; si elles le sont,
toutes seront douées de propriétés identiques comme
les corps simples.

Ces notions sont claires, réelles et fondamentales ;
personne n'oserait les contester sans nier l'existence de
toutes les sciences. La phrénologie, qui les prend pour
base, est donc tout aussi positive que les autres scièn-
ces naturelles. En effet, elle anatomise le cerveau d'a-
près une méthode nouvelle qui y révèle des formes,
des organisations et des rapports différentiels. Chercher ensuite la correspondance directe et nécessaire de
ces différences avec la diversité des fonctions et des
manifestations, c'est faire ce qu'on fait dans toutes
les sciences physiques et naturelles, c'est étudier les
phénomènes, leur origine, leurs liaisons et remonter
de la cause à l'effet, ou descendre de l'effet à la cause,
pour déterminer, autant que possible, leur concor-
dance, leur nécessité de co-existence. La connaissance
de ces dépendances, de ces enchaînemens, c'est la
théorie. L'étude des faits, sans la théorie qui les expli-
que, n'est que l'empirisme pur, stérile en application,
en progrès. Mais l'union de ces deux ordres de connaissance les éclaire mutuellement et constitue la
science. Les phrénologistes ne les séparent jamais : pour
eux, l'observation, les faits constatés et la recherche
des causes vont toujours ensemble. C'est ainsi qu'ils

trouvent, dans l'étude anatomique, physiologique et pathologique du cerveau et de ses annexes, les preuves incontestables de ce qu'ils appellent l'organologie ou pluralité des organes ; c'est-à-dire que les diverses parties du cerveau sont destinées à des fonctions spéciales, plus ou moins subordonnées les unes aux autres, et se révélant à l'extérieur par la forme du crâne et par le tempérament des individus, qui indique le degré d'énergie ou de mollesse de l'organisme.

Est-ce à dire que la phrénologie admette comme démontrés, l'existence, la position, les attributs fonctionnels de tous les organes définis et classés jusqu'à ce jour ? Non sans doute : les croyances et les incrédulités à cet égard sont purement personnelles, et cela doit être. Les uns, pourvus d'une foi robuste, croient à tout avec une légèreté de raisonnement qui se voit à leur front ; d'autres, plus sévères, plus philosophes, examinent, doutent long-temps, ne se rendent qu'à l'évidence, qu'à la démonstration, et se montrent toujours empressés de recueillir des faits nouveaux, soit qu'ils appuient ou qu'ils infirment leurs doctrines. Ceux-là, seulement, sont avoués par la phrénologie. C'est d'eux, de la constance de leurs efforts, de l'exactitude de leurs recherches, que l'organologie attend ses perfectionnemens. Il y aurait de l'injustice à exiger, d'une science née d'hier, plus que de celles qui sont cultivées depuis la plus haute antiquité, et qui toutes encore sont plus ou moins conjecturales ; il y aurait surtout ignorance ou mauvaise foi à contester la réalité de l'organologie, parce qu'elle ne satisfait pas toujours les esprits exacts.

Niez donc aussi l'existence de la zoologie, de la médecine ou de la physique, car elles aussi sont malheureusement incomplètes, et trop souvent conjecturales. Mais si les vrais phrénologistes doutent souvent, ainsi que les vrais médecins et les vrais philosophes, leur scepticisme n'a rien d'absolu comme celui des pyrrhoniens ; il n'est qu'une opinion relative, provisoire, prête à se changer en conviction, en certitude, dès que les conditions du vrai se présentent ; et ils trouvent ces conditions dans les principes fondamentaux de la phrénologie et dans la diversité de structure , de formes et de rapports des organes cérébraux ; ce qui suffit pour constituer l'organologie.

Bien que, selon nous, ces principes fondamentaux soient incontestables , voyons encore si l'organologie , non dans ses détails classés à part , mais dans son ensemble, présente des élémens susceptibles d'une démonstration rigoureuse. Nous ne reproduirons pas les preuves nombreuses et les argumens sans réplique de Gall et de Spurzheim en faveur de l'organologie générale ; nous craindrions de les affaiblir en les tronquant, et nous renvoyons ceux qui ne les connaissent pas aux ouvrages qui les renferment. Nous nous contenterons d'appliquer ici les lois générales de formation et de manifestation dont nous avons parlé plus haut.

Le cerveau est un appareil complexe dont chaque partie , appelée organe par les phrénologistes , exécute nécessairement une fonction corrélative à sa nature , comme le font les diverses parties ou les divers organes qui composent les autres appareils de l'économie animale , ceux de la digestion , de la circulation , de la respiration , etc. Les dents, qui sont des corps durs , tranchans, broyans, divisent, triturent les alimens; les glandes salivaires les humectent; la langue les goûte, les ramasse; d'autres muscles , le pharinx, l'œsophage, les dirigent, les conduisent dans l'estomac; là , ils éprouvent les effets de cet organe, de ses sucs; le duodénum les reçoit, le foie leur envoie de la bile , les trois espèces d'intestins les modifient à leur tour, en extraient le chyle, etc., etc.; que d'actes, que de fonctions, pour concourir au même but , à l'unité de résultat! Les organes qui en sont chargés sont-ils semblables ? Pourquoi donc en serait-il autrement du cerveau ? N'est-il pas, de même, composé de parties ou d'organes dissemblables ? Qu'importe ici le degré de dissemblance? Il est faible dans quelques muscles de la vie organique comparés à quelques autres de la vie animale, et cependant les uns n'obéissent point à la volonté, et les autres sont sous son empire. La continuité de substance, les similitudes apparentes ne se remarquent-elles pas aussi dans le conduit digestif? L'unité cérébrale ou le *moi* est tout aussi complexe que la digestion ; comme elle, c'est un résultat d'actes divers.

On a prétendu que la *notion* ou la *formule* des fonctions assimilatrices se trouvait dans le *mouvement*, et que *force* ou *état* contenait *celle* des fonctions cérébrales. Mais n'y a-t-il pas aussi mouvement dans le cerveau comme dans le foie, les reins, la rate, etc.? Comme pour ces viscères, la circulation, la nutrition, la sécrétion, s'y exécutent en vertu des mouvemens qui leur sont propres, et dont le principe est même au cerveau, puisque tout mouvement en émane. Faudrait-il donc, pour qu'il y eût analogie, que le cerveau pût se mouvoir, se déplacer ou se contracter comme les muscles ou la vessie, et qu'il s'agitât dans sa boîte osseuse comme des doigts sur un piano ? Nous avouons que nous sommes moins exigeans sous le rapport des caractères de l'analogie, et que nous ne la confondons pas avec la similitude. Lorsque deux organes, exécutant des fonctions différentes, ont les mêmes lois d'organisation, les mêmes attributs *généraux*, qu'ils dépendent tous les deux de certaines conditions physiques qui leur sont communes, nous disons qu'il y a de l'analogie entre eux, et c'est dans ce qu'ils ont de différentiel que nous cherchons la spécialité de leurs fonctions ou facultés.

Donnez-moi un point d'appui, disait Archimède, je remuerai la terre. On peut dire avec la même raison : donnez-moi tel organe, je produirai telle fonction.

Ainsi la multiplicité et la variété d'organes effectuent nécessairement la multiplicité et la variété d'actes vitaux, instinctifs ou intellectuels, et les modifications ou les altérations dans les effets, en supposent de correspondantes dans les causes, *et vice versâ*. Ces lois se démontrent d'elles-mêmes et s'appliquent à l'organologie comme à la digestion, à la circulation, etc.; en conséquence, les phrénologistes croient à l'organologie et attendent, du temps et de l'expérience, les révélations qui leur manquent pour déterminer, d'une manière positive, la place et les attributs de plusieurs organes particuliers, qu'une rigoureuse philosophie ne leur a pas encore permis d'admettre définitivement. Mais le plus grand nombre des localisations cérébrales ne leur paraît pas douteux, parce que des faits physiologiques et pathologiques ont démontré que les altérations locales correspondaient presque toujours à la perte ou à l'affaissement de la faculté attribuée à l'organe altéré.

Ils sont surtout convaincus de la justesse des attributions générales données aux principales divisions du cerveau. Néanmoins ils n'accordent, ni aux organes en particulier qui leur semblent prouvés, ni à leurs classifications actuelles, ni aux grandes divisions, le même degré de certitude qu'à l'organologie en général. Ils savent très bien que de nouveaux faits peuvent exiger des modifications, des suppressions ou des additions dans la détermination attributive des organes, et ils sont trop franchement progressifs pour ne pas rechercher et accueillir, avec empressement, tous ces faits, de quelque part qu'ils viennent, pourvu qu'ils arrivent revêtus des caractères de la réalité. Ce degré de certitude, inférieur à celui de l'organologie générale, nous dispense de toute énumération définitive des organes en particulier; nous voulons d'ailleurs laisser aux observateurs le champ libre et sans limites, et leur donner, par là, de nouvelles preuves de l'esprit philosophique qui préside à nos travaux. Nous produirons, cependant, la liste des organes au paragraphe suivant, mais dans l'unique but de fournir un cadre provisoire que des faits ultérieurs pourront, peut-être, étendre ou resserrer, car, nous le répétons, la phrénologie, comme toutes les sciences d'observations, est essentiellement perfectibile; conjecturale dans plusieurs de ses points, elle est positive dans ses généralités; et sous ce rapport, il ne peut y avoir de faits nouveaux qui la détruisent, qui lui fassent perdre son cachet scientifique, désormais ineffaçable.

§. II. *Méthode.*

Comme science, la phrénologie possède une méthode spéciale. Aux principes généraux de méthodologie, elle joint des procédés qui lui sont propres et dont nous allons signaler les principaux.

α. Le plus important consiste à étudier le cerveau, à l'instar de Gall, par le déplissement, et non, comme le font encore quelques anatomistes et physiologistes arriérés, par des sections horizontales, verticales ou obliques. En enlevant ainsi, couche par couche, les substances cérébrales, on tranchait avec le scalpel des organes importans : l'un avait en plus ce que l'autre avait en moins ; on perdait la direction des fibres, on confondait des origines différentes ; les formes et les rapports mutilés étaient grossièrement indiqués ou impossibles à décrire. Gall, en disséquant le cerveau d'un hydrocéphale, ayant reconnu qu'il avait la forme d'une membrane repliée sur elle-même, imagina de déplisser ces circonvolutions pour les mieux étudier et pour rechercher avec soin ce qui pouvait avoir échappé aux anatomistes qui l'avaient précédé. On sait quelle riche moisson il en est résulté! Quel étonnement causèrent aux savans les belles et fécondes découvertes de cet illustre investigateur, et avec quelle puissance de génie il sut les fertiliser, en dépit des injustes et vives attaques dont elles furent l'objet.

Gall commençait par observer l'extérieur du crâne dans son ensemble et dans ses parties, puis il le sciait par une section horizontale passant au-dessus des arcades surcillières et allant joindre l'apophyse occipitale ; il jugeait de la dureté et de l'épaisseur de ses parois, tenait compte de la profondeur des sinus frontaux et des cas pathologiques ou anormaux qui pouvaient se présenter ; il procédait ensuite à l'examen de la surface du cerveau, d'après les règles de la plus rigoureuse analyse. Ainsi, on doit d'abord noter le poids de ce viscère, et examiner 1º. la couleur et ses nuances, la plénitude ou la vacuité des vaisseaux ; 2º. la consistance offerte à la pression du doigt ; 3º. l'épaisseur, la dureté, les adhérences, les fongosités, etc., que peut présenter la duremère ; 4º. les formes et les dimensions générales en périphéries, circonférences de la base, du milieu et de la partie la plus élevée, en diamètres antéro-postérieur, vertical et bitemporal ; 5º. les formes et dimensions particulières des trois lobes, de leurs rapports et des circonvolutions qui les composent : volume absolu et volume relatif ; 6º. si les saillies et les anfractuosités correspondent à celles de l'intérieur du crâne. Tout cela fait, on renverse le cerveau ; on étudie sa base, ses renflemens, ses prolongemens, etc. ; puis, on effectue le déplissement des circonvolutions et l'on examine l'intérieur, en suivant l'ordre enseigné par Gall ou Spurzheim ; mais, pour réussir dans cette opération et dans cet examen, il faut les avoir vu faire par un phrénologiste, et nous ne pouvons que renvoyer à ce sujet aux démonstrations de nos honorables collègues qui font des cours publics de phrénologie.

Après avoir noté tout ce que l'observation anatomique et pathologique a pu fournir, on soumet le cerveau à l'action de divers agens physiques et chimiques, afin de rechercher, autant que possible, quelle est la nature intime de ses fibres, des fluides et des solides qui le composent : direction, consistance, élémens formateurs, etc.

β. On procède ensuite à la description des vices de conformation qui peuvent exister, et l'on fait l'historique des maladies, des altérations organiques, cérébrales ou autres, qui auraient pu troubler les fonctions du cerveau, diminuer ou exalter son activité, pervertir ou détruire une faculté ; comme dans la manie ou mélancolie, l'hypocondrie, l'imbécillité, la démence, l'idiotisme, le crétinisme, l'hydrocéphalité, les blessures, coups, chûtes, commotions, etc. On indique le tempérament du sujet, ses goûts, ses habitudes, ses penchans naturels, ses aptitudes, son degré d'intelligence, ses facultés prédominantes ou subordonnées, l'espèce d'éducation à laquelle il a été soumis, en un mot, on trace sa biographie phrénologique depuis son enfance, et, pour ne rien omettre d'important, on examinera les manifestations et actions de la vie, en suivant l'ordre organologique de Gall ou de Spurzheim ; voici les deux, on choisira.

GALL.

1, Instinct de la propagation. 2, Amour de la progéniture. 3, Attachement, amitié. 4, Instinct de la défense de soi et de sa propriété, penchant aux rixes, courage. 5, Instinct carnassier, penchant au meurtre. 6, Ruse, finesse, savoir faire. 7, Sentiment de la propriété, instinct des provisions, convoitise, penchant au vol. 8, Orgueil, hauteur, fierté, amour de l'autorité, élévation. 9, Vanité, amour de la gloire, ambition. 10, Circonspection, prévoyance. 11, Mémoire des choses, des faits, éducabilité, perfectibilité. 12, Sens des localités, sens des rapports de l'espace. 13, Mémoire des personnes, sens des personnes. 14, Sens des mots et des noms, mémoire des mots, mémoire verbale. 15, Sens du langage, talent de la philologie. 16, Sens des rapports des couleurs, talent de la peinture. 17, Sens des rapports des tons, talent de la musique. 18, Sens des rapports des nombres. 19, Sens de la mécanique, de la construction, talent de l'architecture. 20, Sagacité comparative. 21, Esprit métaphysique, profondeur d'esprit. 22, Esprit caustique, esprit de saillie. 23, Talent poétique. 24, Bonté, bienveillance, douceur, compassion, sensibilité, sens moral, conscience. 25, Faculté d'imiter, mimique. 26, Vénération. 27, Fermeté, constance, persévérance, opiniâtreté.

SPURZHEIM.

1, Amour physique, *amativité*. 2, Amour de la progéniture, *philogéniture*. 3, Amour de l'habitation, *habitativité*. 4, Attachement, *affectionivité*. 5, Courage, *combativité*. 6, Penchant à détruire, *destructivité*. 7, Penchant à cacher, *secrétivité*. 8, Désir d'avoir, *acquisivité*. 9, *Constructivité*. 10, Estime de soi. 11, Amour de l'approbation, *approbativité*. 12, Circonspection. 13, Bienveillance. 14, Vénération. 15, Fermeté, persévérance. 16, Justice. 17, Espérance. 18, Surnaturalité, *merveillosité*. 19, Idéalité. 20, Gaîté, esprit de saillie. 21, Imitation, mimique. 22, Individualité. 23, Configuration. 24, Étendue. 25, Pesanteur. 26, Coloris. 27, Localité. 28, Calcul. 29, Ordre. 30, Faculté des phénomènes, éventualité. 31, Temps. 32, Tons, Mélodie. 33, Langage artificiel. 34, Comparaison. 35, Causalité.

On dira donc tout ce qui a rapport à ces manifestations, et l'on aura un soin tout particulier de signaler l'influence de l'éducation et de toutes les circonstances capables d'avoir favorisé, retardé, ou empêché les manifestations, sans pourtant s'attacher à la lettre des deux systèmes d'énumération que nous venons de transcrire, qui déjà ont été l'objet des justes critiques de plusieurs d'entre nous. Mais la Société veut attendre, pour les modifier ou les changer, un plus grand nombre de faits que ceux qu'elle possède.

7. Après l'étude des individus et l'accumulation des observations particulières appuyées d'une collection de modèles en plâtre ou en cire, de dessins destinés à conserver les formes et les rapports, vient l'observation des faits comparatifs, des caractères propres à telle classe d'hommes, aux peuples des autres pays, aux races et aux variétés de l'espèce humaine, selon les climats, les degrés de latitude, les mœurs, les institutions, etc. On comparera entre eux tous ces faits,

toutes ces observations ; on les rapportera à un type
phrénologique, à celui de Gall ou de Spurzheim ; on
notera les différences générales et particulières ; ou
moulera ou l'on dessinera les têtes qui présenteront de
l'intérêt, et l'on recueillera avec exactitude le plus
de renseignemens authentiques possibles, pour rédiger
et compléter des notices phrénologiques.

δ. L'histoire naturelle des animaux, mais surtout la
description spéciale de leur système nerveux et de leur
conformation, comparées à leurs mœurs, leurs besoins,
leurs instincts, leurs aptitudes, etc., sont indispensables à la connaissance des lois générales de la phrénologie humaine, et constituent la phrénologie comparée, déjà si avancée par d'importans travaux, à la tête
desquels nous nous plaisons à placer ceux du docteur
Vimont qui possède une des plus riches collections, et
qui publie, dans ce moment, l'ouvrage le plus complet
que nous ayons sur cette matière.

Les règles à suivre dans l'étude de la phrénologie
comparée ne diffèrent pas essentiellement de celles
précédemment indiquées, et il importe fort peu qu'on
adopte telle ou telle classification zoologique pour
faciliter l'étude des animaux : ce choix peut être fa-
cultatif.

ε. Les matériaux de la science ainsi rassemblés avec
cet esprit d'analyse et de précision enseigné par Bacon,
il s'agit de les coordonner, de les comparer, de les
apprécier au moyen d'une logique sévère, et d'opérer
ainsi ce qu'on appelle la synthèse. On voit alors les
lois générales se manifester d'elles-mêmes, les secondaires s'y rattacher naturellement, les conséquences
découler nécessairement des unes et des autres et
constituer par leurs liaisons, par leur ensemble, la
science phrénologique.

§. III. *Philosophie.*

D'après ce qu'on vient de lire, il doit paraître évident
que toute philosophie et toute morale dogmatique

sont du domaine de la phrénologie; qu'elle seule aussi peut donner des règles sûres de méthodologie générale. En effet, qu'est-ce-que la philosophie? N'est-ce pas la connaissance de nous-mêmes et l'application de nos facultés intellectuelles à la notion des objets extérieurs dans leur nature, et dans les rapports qu'ils ont entre eux, ou avec nous? Toutes les définitions qu'on en a données rentrent ou doivent rentrer dans celle-ci. Soit que les uns l'aient définie l'étude de la nature entière, la recherche des causes premières ou finales, du vrai et du faux, du bien et du mal, de la sagesse universelle, etc., soit qu'on l'ait fait consister dans la cosmogonie et la théogonie, dans le stoïcisme ou le scepticisme, dans l'épicurisme, dans des formes et des rapports atomiques, ou bien dans une théorie de l'absolu et du relatif, ou bien encore dans l'histoire de l'entendement humain et des sensations, dans l'art de penser et de raisonner selon certaines formules, etc., etc.; toutes ces définitions ou qualifications n'expriment pour nous qu'une et même chose. Mais il n'en est pas ainsi pour tous les savans qui se sont occupés de philosophie. Chacun a voulu la voir dans sa science de prédilection; les diverses classes de naturalistes, les physiciens, les mathématiciens, les astronomes, l'ont revendiquée; les moralistes, les théologiens, les spiritualistes, les idéologues, etc., se sont tour-à-tour disputé son domaine ou le droit exclusif de lui fournir des bases et des règles. De là, cette multitude de systèmes divers, opposés, s'attaquant, se détruisant entre eux, depuis les temps les plus reculés jusqu'à nous. De là, cette confusion de doctrines incohérentes, absurdes, fausses ou tronquées et qu'on appelle encore du beau nom de philosophie! Certes, la nôtre diffère es entiellement de celle-là. Mais ce n'est point à la Sorbonne ni dans les colléges que nous avons puisé nos principes: de tout ce que l'université nous a appris sur la philosophie, il ne nous reste qu'une entière conviction du vide et de l'inutilité de ses enseignemens spéciaux sur la science des sciences; qu'un profond dégoût pour des abstractions inintelligibles, pour un langage dont l'emphase et l'obscurité sont les plus grandes preuves du vague des idées qu'il exprime. C'est de sa véritable source que nous faisons découler la philosophie ; c'est dans l'étude des organes de la pensée et des affections que nous trouvons les instrumens dont elle se sert pour la recherche et la découverte de la vérité. N'est-ce pas à l'histoire naturelle des sensations et des facultés intellectuelles que nous devons la révélation des lois générales qui régissent les mondes, qui lient les sciences entre elles et nous donnent la clé de leur enchaînement, de leur raison finale? Les philosophes ont, pour la plupart, bien senti la nécessité d'étudier l'entendement humain et d'en faire le point de départ de la philosophie; mais ils n'ont observé que des manifestations intellectuelles, sans remonter aux causes primaires ou secondaires de l'organisation. Ils ont fait des classifications, des catégories, pour ordonner des êtres de fantaisie ; et pour expliquer les causes naturelles, ils font intervenir la métaphysique ; le spiritualisme ou le dogmatisme, comme si la nature de quoi que ce soit se pouvait expliquer autrement que par la nature elle-même. Ce qu'on pose au-delà de l'observation et de l'analogie est purement hypothétique et ne peut servir de base à rien de réel. Sans doute, la nature a des secrets impénétrables; l'organisation intime, les combinaisons moléculaires, l'action d'une infinité d'élémens sont loin d'être connues, et ne le seront probablement jamais par aucun homme; les phrénologistes sont les premiers à avouer leur ignorance à cet égard. Mais il n'entre pas dans leur intellect qu'on puisse arriver à la découverte de ces mystères par les subtilités et les suppositions de la métaphysique qui seule a l'extravagante prétention de tout expliquer. Nous, phrénologistes, nous étudions simultanément les organisations et les manifestations, les corrélations et les dépendances : ce qui échappe à notre investigation n'est point caractérisé, défini, par nous; l'inconnu est donné pour tel sans attributs d'existence, comme sans affirmation de non existence, jusqu'à ce que de nouvelles recherches viennent étendre le cercle de nos réalités. Nous ne pensons pas qu'il y ait d'autre marche à suivre, pour acquérir des connaissances positives.

Voilà notre philosophie. Elle est, comme on voit, tout entière dans la phrénologie. Sans étude du cerveau, point de notions exactes sur la nature de l'intelligence, des instincts, des sensations, des affections, des passions, du crime et de la vertu. Nos facultés intellectuelles et nos penchans sont les instrumens qui servent à nous mettre en rapport avec les objets extérieurs, à les apprécier, les attirer ou les repousser ; et comment obtenir le meilleur résultat possible de ces instrumens, sans en connaître la nature, les fonctions, les attributs divers ? Donc, point de philosophie sans phrénologie. Donc, la philosophie est une dépendance de la phrénologie.

La méthodologie générale, l'idéologie, la logique, ainsi que la morale, la sociabilité et la perfectibilité, étant des divisions ou des dépendances de la philosophie, rentrent naturellement dans le domaine de la phrénologie. Il est, par conséquent, inutile de chercher à établir ces dépendances par des considérations de détail : elles n'ajouteraient rien d'essentiel à ce que nous avons dit de général sur la philosophie.

§. IV. *Education.*

La phrénologie est encore appelée à exercer, un jour, la plus heureuse influence sur les sciences, les arts et les institutions qui, tout en ne dépendant pas essentiellement d'elle, en recevront néanmoins de nombreuses applications, indispensables à leur progrès. Déjà, Gall et Spurzheim ont fait ressortir avec autorité tout ce que doivent en espérer la législation, la sculpture, le dessin, etc. Aussi nous bornerons-nous à rappeler, sur cet objet, les généralités nécessaires à notre déclaration de principes.

La première condition de toute éducation est l'existence et la bonne conformation des organes cérébraux propres à la recevoir. Toutes les facultés, toutes les aptitudes étant innées, l'éducation ne peut en créer ni en effacer; sa puissance se borne à les développer, à les perfectionner par des moyens d'actions qui modifient l'organisation préexistante, augmentent ou diminuent leur activité, à des degrés plus ou moins favorables, et toujours circonscrits dans la sphère du possible des organes.

Le développement matériel du cerveau par l'éducation ou le travail intellectuel est prouvé d'une manière incontestable : la tête de l'illustre Cuvier en a offert un exemple des plus remarquables. Ce développement s'opère dans les parties ou organes exercés qui prennent ainsi de la prédominance sur ceux qui le sont moins, ou qui restent dans l'inaction. Le cerveau, mais surtout aux lobes antérieurs, croît jusqu'à l'âge de quarante cinq à cinquante ans. Néanmoins, tant qu'il est dans sa période d'accroissement, les agens qui la favorisent ou la modifient partiellement sont d'autant plus efficaces qu'ils sont employés à une époque qui se rapproche le plus de celle où l'activité organique est arrivée à son plus haut degré d'énergie, qu'on peut fixer, dans l'état inculte, terme moyen, à vingt-cinq ans pour les organes des facultés perceptives et affectives, et à trente ans pour ceux des réflectives et des talens. Mais quand l'organe a cessé de croître, il est encore possible d'agir sur lui. Comme toutes les autres parties du corps, celles du cerveau sont susceptibles d'acquérir ou de perdre de leur énergie, sans même augmenter ou diminuer de volume, en apparence. L'exercice affermit les fibres, favorise la circulation, la nutrition, et une plus grande puissance d'activité en est la conséquence ; l'inaction produit l'effet contraire, et peut même occasionner l'athrophie. La gymnastique du cerveau est donc dans l'exercice de ses facultés, comme celle des muscles est dans le mouvement, et celle des sens dans les sensations extérieures ; mais l'excès d'exercice use et détruit tout comme l'inaction. Ainsi l'éducation corporelle et l'éducation intellectuelle ont des lois générales qui leur sont communes. L'estomac perd la faculté de digérer par la surabondance ou l'abstinence des alimens, les membres se fatiguent ou se paralysent par la violence et la continuité d'action, ou par le repos trop prolongé ; il en est de même du cerveau et des sens : les facultés s'altèrent ou se perdent par excès ou par défaut d'activité ; de même aussi, une lumière trop vive, une obscurité trop grande peuvent également causer la perte de la vue. Un exercice convenable, spécial, approprié à chaque organe, est donc indispensable au plus grand développement, au plus haut degré de perfectionnement possible du corps en général, et du cerveau en particulier : les facultés et les penchans, qui ne sont que des manifestations de ce dernier, ne peuvent avoir d'autres lois d'éducabilité.

On comprend maintenant l'immense parti qu'on peut tirer de l'application de ces lois à l'éducation physique, intellectuelle et morale. Mais il s'agit aussi de faire des applications justes ; de savoir quelles sont les dispositions innées du sujet pour combiner les moyens d'actions conformément à son organisation, et de manière à donner le plus grand développement et la meilleure direction possible aux facultés fondamentales prédominantes, et à réprimer celles dont le développement, même spontané, peut produire de mauvais résultats. Ces applications, nous devons l'avouer, ne sont pas toujours faciles ; la phrénologie n'est pas encore arrivée au point de pouvoir, dans tous les cas, reconnaître *à priori* les véritables dispositions organiques des individus pour tel ou tel ordre d'idées, pour un art plutôt que pour un autre, et de dire quels sont les organes cérébraux qu'il faut développer au préjudice de ceux qui doivent être réprimés. Mais ces cas sont assez rares : ils se présentent surtout lorsque le crâne est également développé dans toutes ses parties,

qu'il offre de l'harmonie, abstraction faite de son volume général. Toutefois, on peut prédire alors que
ceux qui ont cette conformation sont propres à tout ou
ne sont bons à rien de remarquable, suivant le degré
relatif à leur masse cérébrale. Mais presque toujours,
un véritable phrénologiste peut, d'après l'inspection
d'un crâne, tenant compte du tempérament, annon-
cer quelles sont les dispositions naturelles les plus sail-
lantes du sujet, et quel est le genre d'éducation qui
lui convient, pour tirer le meilleur parti possible de
son organisation. Supposons même des erreurs dans
un jugement phrénologique *à priori*, elles seront recti-
fiées par les manifestations antérieures de l'individu,
par ses goûts de préférence, ses aversions, sa paresse ou
son activité pour tel ou tel genre d'occupation ; et c'est
bien là, généralement, ce qui détermine le choix d'une
profession ou d'une carrière; mais à combien de méprises, de déceptions ne s'expose-t-on pas, quand on s'en
rapporte uniquement à ces indices trompeurs : une
fantaisie, une tendance insolite, une volonté de cir-
constance sont prises pour une véritable vocation, et
la réelle, la prédominante est méconnue, négligée,
parce qu'une occasion de se manifester aura manqué.
Au lieu que, si vous joignez à ces renseignemens l'inspection phrénologique, si vous avez égard aux influen-
ces réciproques des organes, à leurs développemens
particuliers souvent effacés en apparence par les organes voisins, votre jugement et votre pronostic réuni-
ront toutes les probabilités possibles, et si l'organisation et les manifestations paraissaient encore contra-
dictoires dans l'application, quelques essais habilement
tentés ne tarderaient pas à les mettre d'accord, et à
montrer de quel côté sont les méprises.

L'espèce d'éducation la plus appropriée aux organes
prédominans étant indiquée, il ne s'agit plus que de
faire choix de la meilleure méthode d'enseignement,
pour être sûr alors de ne pas perdre son temps et sa
fortune à poursuivre la médiocrité ou la nullité dans
l'étude d'une science, d'un art, qui n'ont pas de cor-

rélatifs suffisans au cerveau ; et de travailler au contraire à développer les organes les plus favorablement doués : les facultés qui en émanent s'étendront, se perfectionneront dans toute la sphère de leur possible. Quand un homme sera né pour devenir un Homère, un Hippocrate ou un Newton, l'éducation opérera cette évolution ; elle le fera ce qu'il n'aurait pas été sans elle.

Mais ce serait en vain qu'on espérerait tout obtenir de l'éducation. De même que l'agriculture, elle n'a qu'une puissance de développement, et non de création. Le cerveau est le champ de l'intelligence, mais toutes ses parties n'étant pas également fertiles, il importe de faire un bon choix. Jetez des semences sur un sol stérile ou de mauvaise qualité, quel produit pouvez-vous espérer? Si vous choisissez le meilleur terrain, l'excellence des fruits et l'abondance de la récolte vous seront assurées par une bonne culture. Faites étudier la médecine à quelqu'un qui n'a de goût que pour la poésie, le classique Boileau, ou le romantique auteur des *Feuilles d'automne*, sera son Hippocrate. On le voit, partout et dans tout, les grandes lois organiques de la nature sont les mêmes : leur connaissance ouvre les voies de la vérité, de la perfectibilité de toute chose. Ceux qui les ignorent ou les méprisent ne peuvent créer que de faux systèmes. Tels ces pédagogues, ces Helvétius, ces Jacotot qui prétendent que l'éducation fait tout, que l'intelligence est une, que tout homme a des dispositions ou *des germes* pour tous les genres de connaissances. Sans doute, les facultés fondamentales sont les mêmes chez tous les individus de la même espèce, en les supposant tous dans l'état normal, mais les ont-ils au même degré? On voit avec ses yeux, mais les uns ont la vue courte, les autres longue ; on pense avec son cerveau ; mais tel a du génie avec ou sans éducation, et tel autre qui a passé dix ans dans les écoles les a quittées tout aussi sot qu'avant d'y entrer. Si l'éducation fait tout, pourquoi ne sommes-nous pas tous poètes, après avoir étudié l'art poétique? Pourquoi sort-il d'un même collège des élèves qui n'ont pu réussir dans le latin, d'autres dans l'histoire, les mathématiques, etc., tandis qu'ils ont très bien appris soit la géographie, la botanique, la musique, etc.?

Pourquoi dans la même carrière y a-t-il tous les degrés de capacités, de talens, chez ceux qui ont fait les mêmes études? Les plus laborieux ne sont-ils pas souvent inférieurs aux plus paresseux ; et l'ignorance fait-elle qu'on soit un imbécille? Si l'on voulait rechercher pourquoi nous avons tant de médiocrités et si peu de véritables supériorités dans les sciences, la littérature et les arts, on trouverait que la principale cause est dans un mauvais choix de profession embrasée par tout autre motif qu'une disposition naturelle. Tel s'est fait médecin ou avocat par ordre de ses parens ou par spéculation. Un autre veut gravir le Parnasse et tombe au premier pas. Lisez, au contraire, la vie des hommes célèbres et vous verrez que presque tous ont manifesté, dès leur enfance, un goût prédominant pour les sciences qui les ont illustrés, tels Euclide, Newton, Pascal, Bacon, Leibnitz, Galilée, Descartes, Ticho-Brahé, Copernic, Vaucanson, Watt, etc., etc. Rien ne serait plus facile que d'accumuler des milliers de faits contre le système d'Helvétius : l'analogie, l'observation et l'expérience le repoussent comme radicalement faux, et démontrent la haute importance de l'application de la phrénologie à toutes les espèces d'éducations.

§. V. *Législation.*

La législation doit puiser aussi dans la phrénologie des vérités d'application qu'il est indispensable de faire intervenir dans tout système de pénalité La culpabilité existe ou n'existe pas dans le même acte, selon qu'il y a ou non libre arbitre. Des circonstances fortuites, des besoins impérieux, une passion forte, une erreur de principes, le fanatisme religieux ou politi-

que peuvent déterminer des actions nuisibles à la société ou à l'un de ses membres, sans qu'il y ait la
moindre culpabilité de la part de l'infracteur, bien
qu'il jouisse de toute sa liberté morale. Dans son opinion, il pourra même croire s'être élevé jusqu'à l'héroïsme. La loi doit-elle l'assimiler aux coupables qui
connaissaient d'avance le mal qu'ils ont fait, le préjudice qu'ils ont causé ; et qui auraient pu ne pas les
commettre ? Ces deux classes d'infracteurs peuvent-
elles se confondre avec celle qui se compose des alie-
nés, des maniaques, des idiots qui n'ont pas leur libre arbitre ? Les législateurs, les juges et les jurés ont,
à la vérité, senti ces différences, et ils en ont admis
dans l'application des lois et des peines : au lieu de l'é-
chafaud, c'est le bagne, la prison ou Charenton.
Mais cela suffit-il ? Sur quelles données, d'après quels
signes a-t-on établi le libre arbitre ou son absence ? Le
but de la justice humaine est-il atteint, et l'intérêt de
la société satisfait par la condamnation et la punition?
N'y aurait-il rien de mieux à faire que ce qu'on fait ?
Que devient le condamné ? Est-ce pour le perdre, le
rendre encore plus vicieux, plus criminel, que la société veut sa punition ? A-t-elle le droit d'exiger plus
que la garantie de sa sûreté, de ses intérêts ? Quels
sont les moyens les plus efficaces, les plus humains,
de prévenir les délits et les crimes ? Y en a-t-il pour
corriger les délinquans et les criminels ? Doit-on les
réhabiliter après les avoir corrigés avec succès ? Toutes
ces questions et tant d'autres du même ordre sont de
la plus grande importance : mal comprises encore,
elles ont été souvent posées, quelquefois débat-
tues, mais sans solution, sans résultat. C'est qu'il
n'est pas possible d'arriver à les traiter convenablement, à pressentir toute la portée de leurs conséquences, sans le secours de la phrénologie ; et c'est encore à
Gall que nous renvoyons ceux qui veulent les appro-
fondir, surtout pour celle du libre arbitre, une des
plus graves et des plus mal résolues par les philosophes,
les moralistes et les jurisconsultes qui s'en sont occu-

pés : nous ne pouvons donner ici que des généralités.

Le libre arbitre n'existe pas d'une manière absolue, spontanée ; toute détermination, tout acte de l'intelligence est sollicité par une impression, un jugement, sans lesquels la volonté ne peut avoir lieu.

Ce qu'on doit appeler libre arbitre consiste dans la faculté *reconnue* de comparer les impressions intérieures ou extérieures, de les juger par rapport au bien ou au mal qu'elles peuvent déterminer, si l'on obéit à l'organe excité.

Le libre arbitre suppose donc la notion du bien et du mal ; quelque bornée que soit cette notion, elle est nécessaire ; sans elle, point de libre arbitre, nulle culpabilité.

Les théories du bien et du mal étant controversées, rien d'absolu ne pouvant être décidé, les conventions sociales, les croyances générales et les lois doivent être prises au positif.

Celui qui, à la faculté de comparer des rapports, joint la notion du bien et du mal, et se décide pour le mal, est coupable envers lui-même, ou envers la société.

Ne jouissent pas de leur libre arbitre, non seulement les fous, les maniaques, les imbécilles, les idiots, les fanatiques, mais encore les individus qui sont, pour ainsi dire, despotiquement subjugués dans leurs actions, par la puissance, par la suprématie d'un organe supérieur à tous les autres en développement et en énergie.

Dans ces cas, l'irrésistibilité efface la culpabilité : qui que ce soit ne peut être comptable à sa conscience d'une nécessité organique. S'ensuit-il que la société doive souffrir, dans son sein, des membres qui attaquent ses intérêts, sa sûreté ? Nullement. Tant pis pour ceux qui ont le malheur d'avoir une organisation cérébrale anti-sociale ; s'il n'y a pas de remède à leur vice d'organisation, ils doivent, comme les aliénés, comme les animaux féroces, être mis dans l'impossibilité de nuire. Mais il est rare que ce fâcheux état organique ne soit susceptible d'être favorablement modifié par l'exercice et le développement des autres organes qui, le plus souvent, n'ont été maîtrisés qu'à cause de l'inaction dans laquelle on les a laissés, que par un défaut complet d'éducation, par de mauvaises habitudes, de mauvais exemples, l'ambition mal comprise, la cupidité, la misère, etc. Toutes ces causes ont favorisé l'accroissement et l'activité des organes qui leur correspondent. Ainsi l'organe de l'amour de la propriété, excellent lorsqu'il est réglé et maintenu par la justice et la bienveillance, a acquis une funeste indépendance, et le vol est devenu irrésistible ; ceux du courage et de la destructivité, bien dirigés par des sentimens élevés, auraient pu produire la bravoure ou l'héroïsme, déterminer des actions fermes et énergiques, et c'est à l'esprit querelleur, à la rixe, au meurtre, à l'assassinat, qu'ils portent ; l'organe de l'amour physique, au lieu des dérèglemens qui le concernent, se serait borné au bon et salutaire emploi de sa puissance, si elle eût été ordonnée par la raison, la justice et le sens de la conservation.

L'éducation et le genre de vie nous paraissent avoir plus de part que la prédominance innée d'un organe, sur ses manifestations ; c'est-à-dire que sa prépondérance et les actes nuisibles qui en résultent, sont plutôt le fait d'une mauvaise éducation que celui de la nature, parce qu'il est presque toujours possible d'obtenir plus ou moins d'équilibre et d'harmonie par des moyens propres à favoriser le développement des organes nés faibles, et à comprimer, arrêter ou diminuer celui des organes d'une prédominance fâcheuse. C'est dans ces circonstances que l'éducation phrénologique peut opérer des changemens qui semblaient impossibles, rendre à leur famille, à l'état, des individus qui en faisaient l'opprobre. Déjà l'un de nous, notre honorable confrère le docteur Voisin, réalise, sous ce rapport, les espérances de la phrénologie, dans son établissement orthophrénique, où des enfans, nés avec divers vices d'organisation cérébrale, sont soumis à l'influence

physique, intellectuelle et morale des agens les plus
ingénieux et les plus savamment combinés.

Puisse cette philanthropique institution servir de
modèle et d'exemple aux législateurs, pour les décider
à faire des lois préventives et répressives, plus en
rapport avec la nature humaine que celles qui existent,
à mieux distinguer les diverses classes d'infracteurs, et à
ne plus confondre, dans la même galère, la même prison, les vrais coupables avec ceux qui ne le sont devenus
que par la fatalité de leur organisation, ou par l'en-
trainement d'un légitime besoin. Oui, nous le disons
hautement, avec espoir d'être un jour bien compris,
notre code pénal est à refaire sur d'autres bases, à l'aide
des principes de la phrénologie, qui doivent intervenir
aussi dans tout système d'application des peines, et
dans l'organisation intérieure des maisons de condamnés.

Mais le but du législateur serait encore manqué s'il
continuait de négliger les mesures à prendre, les institutions à fonder, pour prévenir les crimes et les délits,
en diminuant le nombre des infracteurs. Depuis long-
temps l'humanité les réclame et les véritables intérêts
de la société le; exigent; qu'on propage donc, jusque
dans chaque village, l'instruction élémentaire; qu'on
imprime, qu'on distribue des codes de morale universelle, de devoirs sociaux, d'agriculture, etc.; qu'on
établisse des ateliers cantonaux, où chaque malheureux puisse, à défaut d'autres occupations, y employer
ses bras pour subvenir à ses besoins; que les plus riches
terriers de chaque commune, les entrepreneurs de
travaux publics, soient tenus d'occuper aussi les la-
boureurs qui manquent de travail et de pain, en hiver
surtout; que tout homme incapable de gagner sa sub-
sistance la reçoive de l'état : c'est son droit social. Ex-
tirpez ainsi la mendicité, honte des gouvernemens qui
pourraient et ne veulent pas la détruire; hono-
rez le travail et la vertu; récompensez les services;
abolissez les loteries *royales*, les jeux, les tripots publics et la prostitution *patentée*... Qu'au moins l'on ne

puisse pas dire : *la loi nous ouvre les portes de la dissipation, de la débauche, du vice, entrons-y ; quel mal y a-t-il? le gouvernement l'autorise.....* Législateurs, renoncez enfin à ces égoïstes considérations d'aristocratie et de fiscalité qui s'opposent à tout progrès, à tout ce qu'il y a de généreux, de véritablement grand : puisez de l'or dans la bourse des riches, il en faut à l'État ; mais laissez au pauvre son billon. Élevez vous, une fois, à des sentimens philanthropiques, à des améliorations sociales réclamées par les besoins de notre époque ; pensez sérieusement aux masses, si vous voulez ne pas être écrasés par elles ; car leurs vices ou leur indignation sont également redoutables. Vous verriez alors les mœurs s'améliorer, le nombre des crimes et des délits diminuer, et l'application des lois répressives devenir de plus en plus rare. Il ne s'agit point ici de vaines théories : l'expérience et les faits ont parlé. Les pays où il se commet le moins de crimes et d'infractions sont ceux où l'instruction populaire est le plus répandue et où le peuple est le moins malheureux. Tels sont l'Écosse, plusieurs états de l'Allemagne, la France, depuis quarante ou cinquante ans, l'Amérique septentrionale et quelques autres. Les annales des tribunaux attestent aussi la vérité du même principe. Les sept dixièmes des condamnés sont composés de vagabonds, de misérables abandonnés à eux-mêmes, sans principes, sans éducation, sans surveillance, ou sans travail et sans ressources ; les trois autres dixièmes se partagent dans des proportions inégales, entre ceux qui ont été portés à faillir par la prédominance d'un ou de plusieurs organes, et ceux qui jouissent de la plénitude de leur libre arbitre, c'est-à-dire les véritables coupables. Mais tous ou presque tous seraient plus ou moins accessibles à l'influence d'un bon système pénitentiel, d'une méthode phrénologique mise en pratique dans des établissemens spéciaux, organisés et régis conformément à l'application des principes de la science et de l'humanité. Les quakers américains ont, en partie, appliqué ces principes, et déjà les résultats qu'ils ont obtenus sont des plus satisfaisans. Leurs condamnés sortent corrigés, par la puissance des moyens physiques et psychologiques auxquels ils ont été soumis, et des préceptes de morale, des élémens d'instruction, les préservent des récidives; tandis qu'en France, les supplices, les mauvais exemples, la dégradation physique et morale, au milieu desquels *ils font leur temps*, achèvent de les corrompre, et ils ne sont pas plutôt sortis des bagnes ou des prisons qu'ils recommencent leur vie vagabonde et criminelle.

C'est une vérité déjà vieille que la rigueur des peines, les tortures, la mort même, ne suffisent pas pour prévenir les crimes. Quelque chose est plus puissant que ces exemples, c'est l'organisation qui n'obéit qu'à elle-même. C'est donc sur elle-même qu'il faut agir.

Selon nous, les condamnés devraient être considérés et traités comme des malades. La maladie est au cerveau; traitez donc le cerveau en habile médecin plutôt qu'en empirique, en bourreau. Si le malade guérit, rendez-le à la société; qu'il ne soit pas montré au doigt; accueillez-le au contraire avec bienveillance, et s'il n'a ni pain, ni travail, donnez-lui en pour éviter les rechutes. S'il est incurable, laissez-le dans sa prison, ou bien exportez le vers un autre Botany-Bay; mais ne le tuez pas: vous n'en avez pas le droit naturel; vous ne pouvez que l'isoler du pacte social dont il a cessé de remplir les conditions... Mais ces importantes vérités ne peuvent être mises à jour et démontrées qu'à l'aide de la phrénologie.

§. VI. *Sculpture, Peinture, Dessin.*

Les statues antiques prouvent que les anciens ont reconnu non seulement que le siége de l'intelligence était au cerveau, mais aussi que son volume et sa forme annonçaient le degré de développement des facultés intellectuelles, et que le génie se montrait au front;

ils ont ainsi consacré et transmis le principe des localisations. Voyez les têtes de Jupiter et de Minerve; comparez les à celles d'Hercule et des athlètes. Vénus, qui devait plaire par la pureté et l'harmonie de ses formes, et qui n'avait pas besoin d'esprit pour charmer, est représentée avec une tête dont les petites proportions annoncent un faible degré d'intelligence.

Voyez encore les grands hommes : Homère et Pindare, Eschile et Sophocle, Démosthène et Cicéron, Socrate et Platon, Aristote et Pline, pour ne citer que quelques-uns des plus connus, quelle vaste capacité cérébrale ne présentent-ils pas, indépendamment des différences de formes qui correspondaient aux différences de leurs facultés ? Les dieux, les héros et les savans égyptiens, offrent aussi des têtes en rapport de conformation avec les attributs intellectuels qui les caractérisaient. En parcourant les musées, on est véritablement frappé des coïncidences qui existent entre les formes données à chaque tête antique et les découvertes modernes de l'organologie. Mais la science étant ignorée, les observations de détails n'ayant point été faites, les artistes ont dû se borner à transmettre les formes principales, et négliger de faire sentir, par la délicatesse de leurs ciseaux, la présence des organes, dont l'apparence extérieure leur avait échappé. On peut juger du degré de perfection que des Phidias eussent atteint sous le rapport phrénologique, s'ils avaient connu l'organologie de Gall ; s'ils avaient su que l'esprit de causticité et de saillie, la bienveillance, l'orgueil, la vénération, en un mot, que chacune des facultés, des passions et des aptitudes se traduisaient, à la surface du crâne, par autant de conformations spéciales ! Les règles de l'art, qui prescrivent des proportions, des contours gracieux, de l'harmonie dans les formes et les traits, et cet usage qu'ont la plupart des sculpteurs ou des peintres de faire habilement disparaître ce qui leur paraît des défauts dans une tête, ont occasionné une foule d'omissions et d'erreurs qu'on eût évitées avec des connaissances phrénologiques. Il faut pressentir l'importance des objets, pour bien les voir, et, surtout, pour en représenter la forme avec exactitude ; les artistes le savent encore mieux que nous : leur talent à saisir la ressemblance et l'expression d'un visage paraît tenir du prodige ; mais les traits du crâne, qu'on nous passe ce mot, étant moins nécessaires à la ressemblance, ont été négligés ou inaperçus.

Sous le rapport de l'art, comme sous le rapport de la science, l'étude de la crânioscopie et de l'organologie est donc d'une importance réelle, lorsqu'il s'agit de transmettre aux savans ou à la postérité la copie exacte de la tête des hommes devenus célèbres par leur haute capacité, leur génie, leurs talens, leurs vertus ou leurs crimes. Déjà, quelques artistes distingués ont apprécié cette importance et se sont fait affilier à notre société : ils assistent avec empressement, à nos séances, à nos démonstrations. Espérons que les sculpteurs, les peintres et les dessinateurs de têtes qui aiment leur art, qui tendent au progrès, à la perfection, finiront tous par se convaincre que des notions phrénologiques sont désormais nécessaires au complément de leurs études anatomiques.

§. VII. *Appel.*

Avant d'appeler à nous la collaboration des observateurs, nous avons dû indiquer et décrire le champ qui renferme les matériaux de l'édifice que nous voulons élever, dire aussi la manière de les recueillir et le parti qu'on peut en tirer. Si les hommes, convenablement placés pour seconder nos efforts, trouvent que nous avons rempli notre tâche avec précision et clarté, nous les invitons à nous adresser leurs travaux sur la phrénologie proprement dite, et sur tout ce qui peut en dépendre ou s'y rattacher.

Nous nous adressons plus particulièrement :

1°. Aux anatomistes et physiologistes, aux naturalistes, aux médecins vétérinaires, pour les découvertes qu'ils pourraient faire concernant le système nerveux en général, le cerveau et les sens en particulier, chez l'homme et les animaux.

2°. Aux médecins des hôpitaux, des aliénés, des prisons, des colléges et autres établissemens où des observations particulières et comparatives peuvent être faites sur un grand nombre de sujets.

3°. Aux médecins des armées, aux voyageurs, aux savans qui sont dans le cas de recueillir des faits importans sur les peuples de différens pays.

4°. Aux chefs d'institutions et de manufactures, aux maîtres de pensions et d'ateliers, aux professeurs, etc., qui, par leur position, peuvent observer des faits et des différences remarquables dans les manifestations de l'intelligence, des passions et des talens.

5°. A tous les savans qui s'occupent de philosophie, de métaphysique, de morale, d'idéologie, de méthodologie, de droit naturel, de sociabilité et de perfectibilité ; soit qu'ils aient des doctrines nouvelles à produire, soit qu'ils critiquent ou soutiennent des systèmes anciens ou nouveaux.

Vous qui travaillez à l'extension de nos facultés intellectuelles et morales, qui pressentez le brillant avenir d'une science offrant, en naissant, les plus belles espérances, venez, nous accueillerons avec empressement et gratitude le fruit de vos veilles et de vos méditations. Mais, que l'amour du positif, que la passion du progrès président à vos travaux : qu'ils puissent subir l'épreuve du creuset de l'analyse, car nous le tenons en permanence pour distinguer le vrai du faux, adopter l'un et repousser l'autre.

C'est en suivant cette route nouvelle que nous espérons voir la phrénologie apparaître un jour, assise, comme toute science véritable, sur des réalités matérielles, et tenant d'une main le flambeau de l'intelligence humaine, de l'autre, le sceptre de la philosophie.

BIBLIOTHEQUE ROYALE